39 Recetas Orgánicas de Jugos Para Limpiar el Mal Aliento:

Elimine el Mal Aliento y la Boca Seca En Cuestión de Días

Por

Joe Correa CSN

DERECHOS DE AUTOR

© 2017 Live Stronger Faster Inc.

Todos los derechos reservados

La reproducción o traducción de cualquier parte de este trabajo, más allá de lo permitido por la sección 107 o 108 del Acta de Derechos de Autor de los Estados Unidos, sin permiso del dueño de los derechos es ilegal.

Esta publicación está diseñada para proveer información precisa y autoritaria respecto al tema en cuestión. Es vendido con el entendimiento de que ni el autor ni el editor están envueltos en brindar consejo médico. Si éste fuese necesario, consultar con un doctor. Este libro es considerado una guía y no debería ser utilizado en ninguna forma perjudicial para su salud. Consulte con un médico antes de iniciar este plan nutricional para asegurarse que sea correcto para usted.

RECONOCIMIENTOS

Este libro está dedicado a mis amigos y familiares que han tenido una leve o grave enfermedad, para que puedan encontrar una solución y hacer los cambios necesarios en su vida.

39 Recetas Orgánicas de Jugos Para Limpiar el Mal Aliento:

Elimine el Mal Aliento y la Boca Seca En Cuestión de Días

Por

Joe Correa CSN

CONTENIDOS

Derechos de Autor

Reconocimientos

Acerca Del Autor

Introducción

39 Recetas Orgánicas de Jugos Para Limpiar el Mal Aliento: Elimine el Mal Aliento y la Boca Seca En Cuestión de Días

Otros Títulos de Este Autor

ACERCA DEL AUTOR

Luego de años de investigación, honestamente creo en los efectos positivos que una nutrición apropiada puede tener en el cuerpo y la mente. Mi conocimiento y experiencia me han ayudado a vivir más saludablemente a lo largo de los años y los cuales he compartido con familia y amigos. Cuanto más sepa acerca de comer y beber saludable, más pronto querrá cambiar su vida y sus hábitos alimenticios.

La nutrición es una parte clave en el proceso de estar saludable y vivir más, así que empiece ahora. El primer paso es el más importante y el más significativo.

INTRODUCCIÓN

39 Recetas Orgánicas de Jugos Para Limpiar el Mal Aliento: Elimine el Mal Aliento y la Boca Seca En Cuestión de Días

Por Joe Correa CSN

A veces, incluso con la mejor higiene oral posible, no podemos prevenir el mal aliento. Esto puede volverse extremadamente frustrante, y afectar nuestra confianza de muchas formas diferentes. Desafortunadamente, el mal aliento no siempre es un reflejo de nuestra salud dental. El mal aliento puede estar relacionado con problemas digestivos diferentes, y el estado general de nuestro tracto gastrointestinal. La mejor forma de prevenir y resolver este problema, es cuidando de nuestro tracto digestivo completo, junto con nuestros dientes.

La clave para un tracto digestivo saludable y limpio, y un aliento fresco, yace en la comida que ingerimos. Como con todo lo demás en nuestro cuerpo, la comida tiene la capacidad de causar daño serio como también de curarnos. Cuando hablamos de mal aliento, hay algunos alimentos específicos que debemos consumir para limpiar nuestra boca y destruir las bacterias responsables de estos problemas. Las manzanas, zanahorias y el apio, son algunos de los mejores alimentos para ayudarlo a combatir el mal aliento. El té verde o negro sin azúcar también ha sido demostrado en ayudar a combatir el mal aliento. Contienen antioxidantes poderosos que ayudan a destruir la bacteria que crece en su boca y otras partes del sistema digestivo. El perejil, jengibre y albahaca, por otro lado, tienen la capacidad de neutralizar directamente los efectos de un almuerzo pesado, basado en ajo. Algunos otros alimentos que combaten el mal aliento son las cerezas, lechuga y espinaca.

He usado mi conocimiento nutricional extenso, y experiencia, para crear una gran colección de recetas de jugos para prevenir el mal aliento. Estos jugos están basados en los ingredientes antes mencionados, y combinados con otros alimentos para un sabor superior que adorará. Tómese algunos minutos cada día para preparase un jugo saludable, que le dará un aliento más limpio y fresco naturalmente. ¡Usted lo merece!

39 RECETAS ORGÁNICAS DE JUGOS PARA LIMPIAR EL MAL ALIENTO: ELIMINE EL MAL ALIENTO Y LA BOCA SECA EN CUESTIÓN DE DÍAS

1. Jugo de Frutilla y Menta

Ingredientes:

1 taza de frutillas, en trozos

1 taza de menta fresca, en trozos

1 manzana Granny Smith grande, sin centro y en trozos

1 banana grande, sin piel

2 onzas de agua

Preparación:

Lavar las frutillas y remover las hojas. Trozar y rellenar un vaso medidor. Reservar el resto en la nevera. Dejar a un lado.

Lavar la menta bajo agua fría. Colar y trozar. Dejar a un lado.

Lavar la manzana y cortarla por la mitad. Remover el centro y trozar. Dejar a un lado.

Pelar la banana y trozar. Dejar a un lado.

Combinar las frutillas, menta, manzana y banana en una juguera, y pulsar. Transferir a un vaso y añadir el agua.

Agregar hielo y servir inmediatamente.

Información nutricional por porción: Kcal: 245, Proteínas: 4.3g, Carbohidratos: 73.8g, Grasas: 1.5g

2.   Jugo de Granada y Manzana

Ingredientes:

1 taza de semillas de granada

1 manzana mediana, en trozos

1 taza de mango, en trozos

1 rodaja de jengibre pequeña

¼ cucharadita de canela, molida

1 onza de agua

Preparación:

Cortar la parte superior de la granada y deslizar hacia las membranas blancas. Remover las semillas a un vaso medidor y dejar a un lado.

Lavar la manzana y cortarla por la mitad. Remover el centro y trozar. Dejar a un lado.

Pelar el mango y trozarlo. Rellenar un vaso medidor y reservar el resto en la nevera. Dejar a un lado.

Pelar la rodaja de jengibre y trozarla. Dejar a un lado.

Combinar las semillas de granada, manzana, mango y jengibre en una juguera, y pulsar. Transferir a un vaso y añadir la canela y agua.

Refrigerar 5 minutos antes de servir.

Información nutricional por porción: Kcal: 227, Proteínas: 3.6g, Carbohidratos: 64.1g, Grasas: 1.9g

3.   Jugo de Arándanos y Limón

Ingredientes:

1 taza de arándanos

1 limón entero, por la mitad

1 manzana Dorada Deliciosa, en trozos

1 kiwi entero, sin piel y en trozos

¼ cucharadita de jengibre, molido

1 onza de agua

Preparación:

Poner los arándanos en un colador. Lavar bajo agua fría y colar. Rellenar un vaso medidor y reservar el resto en la nevera.

Pelar el limón y cortarlo por la mitad. Dejar a un lado.

Lavar la manzana y cortarla por la mitad. Remover el centro y trozar. Dejar a un lado.

Pelar el kiwi y trozarlo. Reservar el jugo.

Combinar los arándanos, limón, manzana y kiwi en una juguera, y pulsar. Transferir a un vaso y añadir el jengibre, agua y jugo de kiwi.

Agregar hielo picado y servir inmediatamente.

Información nutricional por porción: Kcal: 217, Proteínas: 3.2g, Carbohidratos: 66.2g, Grasas: 1.3g

4. Jugo de Frambuesa y Lima

Ingredientes:

1 taza de frambuesas

1 lima entera, sin piel

1 manzana roja Deliciosa mediana, en trozos

1 ciruela entera, sin carozo y en trozos

1 onza de agua

Preparación:

Poner las frambuesas en un colador y lavar bajo agua fría. Colar y rellenar un vaso medidor. Reservar el resto en la nevera. Dejar a un lado.

Pelar la lima y cortarla por la mitad. Cortar en cuartos y dejar a un lado.

Lavar la manzana y cortarla por la mitad. Remover el centro y trozar. Dejar a un lado.

Lavar la ciruela y cortarla por la mitad. Remover el carozo y trozarlo. Dejar a un lado.

Combinar las frambuesas, lima, manzana y ciruela en una juguera, y pulsar. Transferir a un vaso y añadir el agua.

Refrigerar 10 minutos antes de servir.

Información nutricional por porción: Kcal: 173, Proteínas: 2.7g, Carbohidratos: 55.7g, Grasas: 1.4g

5. Jugo de Brócoli e Hinojo

Ingredientes:

2 tazas de brócoli, en trozos

1 taza de hinojo, en trozos

1 manzana Granny Smith mediana, en trozos

1 taza de albahaca fresca, en trozos

1 onza de agua

Preparación:

Lavar el brócoli y recortar las hojas externas. Trozar y rellenar un vaso medidor. Reservar el resto. Dejar a un lado.

Recortar los tallos de hinojo y capas marchitas. Rellenar un vaso medidor y reservar el resto. Dejar a un lado.

Lavar la manzana y cortarla por la mitad. Remover el centro y trozar. Dejar a un lado.

Lavar la albahaca bajo agua fría. Colar y trozar. Dejar a un lado.

Combinar el brócoli, hinojo, manzana y albahaca en una juguera, y pulsar. Transferir a un vaso y añadir el agua.

Refrigerar 10 minutos antes de servir.

Información nutricional por porción: Kcal: 140, Proteínas: 7.7g, Carbohidratos: 41.8g, Grasas: 1.3g

6. Jugo de Cantalupo y Naranja

Ingredientes:

1 taza de cantalupo, en trozos

1 naranja grande, sin piel

1 taza de menta fresca, en trozos

1 taza de moras

¼ cucharadita de canela, molida

Preparación:

Cortar el cantalupo por la mitad. Remover las semillas y cortar un gajo grande. Pelar y trozar. Rellenar un vaso medidor y envolver el resto en film. Reservar.

Pelar la naranja y dividirla en gajos. Cortar cada gajo por la mitad y dejar a un lado.

Lavar la menta bajo agua fría y colar. Trozar y dejar a un lado.

Poner las moras en un colador y lavarlas. Colar y dejar a un lado.

Combinar el cantalupo, naranja, menta y moras en una juguera, y pulsar. Transferir a un vaso y añadir la canela.

Agregar hielo y servir inmediatamente.

Información nutricional por porción: Kcal: 157, Proteínas: 5.9g, Carbohidratos: 51.9g, Grasas: 1.5g

7. Jugo de Calabaza y Limón

Ingredientes:

1 taza de calabaza, en cubos

1 manzana dorada Deliciosa pequeña, sin centro y en trozos

1 limón entero, sin piel y por la mitad

1 zanahoria grande, en rodajas

1 taza de berro, en trozos

Preparación:

Cortar la parte superior de la calabaza. Cortarla por la mitad y remover las semillas. Cortar un gajo grande y pelarlo. Cortar en cubos y rellenar un vaso medidor. Reservar el resto en la nevera.

Lavar la manzana y cortarla por la mitad. Remover el centro y trozar. Dejar a un lado.

Pelar el limón y cortarlo por la mitad. Dejar a un lado.

Lavar y pelar la zanahoria. Cortar en rodajas finas y dejar a un lado.

Lavar el berro bajo agua fría. Colar y trozar. Dejar a un lado.

Combinar la calabaza, manzana, limón, zanahoria y berro en una juguera, y pulsar. Transferir a un vaso y añadir hielo antes de servir.

Información nutricional por porción: Kcal: 126, Proteínas: 3.6g, Carbohidratos: 37.8g, Grasas: 0.7g

8.   Jugo de Mango y Frutilla

Ingredientes:

1 mango entero, en trozos

1 taza de frutillas, en trozos

1 lima entera, sin piel

1 pera grande, en trozos

1 taza de menta fresca, en trozos

1 cucharada de agua de coco

Preparación:

Pelar el mango y trozarlo. Dejar a un lado.

Lavar las frutillas y remover las hojas. Trozar y rellenar un vaso medidor. Reservar el resto en la nevera.

Pelar la lima y cortarla por la mitad. Dejar a un lado.

Lavar la pera y cortarla por la mitad. Remover el centro y trozarlo. Dejar a un lado.

Lavar la menta bajo agua fría y colar. Trozar y dejar a un lado.

Combinar el mango, frutillas, lima, pera y menta en una juguera, y pulsar. Transferir a un vaso y añadir el agua de coco.

Agregar hielo picado y servir inmediatamente.

Información nutricional por porción: Kcal: 335, Proteínas: 5.7g, Carbohidratos: 103g, Grasas: 2.3g

9. Jugo de Pomelo y Manzana

Ingredientes:

1 pomelo entero, sin piel y en gajos

1 manzana mediana, en trozos

3 damascos enteros, sin carozo

1 taza de Acelga, en trozos

1 cucharada de miel líquida

¼ cucharadita de jengibre, molido

Preparación:

Pelar el pomelo y dividirlo en gajos. Cortar cada gajo por la mitad y dejar a un lado.

Lavar la manzana y cortarla por la mitad. Remover el centro y trozarlo. Dejar a un lado.

Lavar los damascos y cortarlos por la mitad. Trozar y dejar a un lado.

Lavar la acelga bajo agua fría. Colar y trozar. Dejar a un lado.

Combinar el pomelo, manzana, damascos y acelga en una juguera, y pulsar. Transferir a un vaso y añadir la miel y jengibre.

Agregar algunos cubos de hielo y servir inmediatamente.

Información nutricional por porción: Kcal: 212, Proteínas: 4.7g, Carbohidratos: 61.9g, Grasas: 1.1g

10. Jugo de Cereza y Ananá

Ingredientes:

1 taza de cerezas, sin carozo

1 taza de ananá, en trozos

1 taza de espinaca, en trozos

1 limón entero, sin piel

¼ cucharadita de canela, molida

1 onza de agua

Preparación:

Poner las cerezas en un colador mediano. Lavar bajo agua fría y remover las ramas. Cortarlas por la mitad y remover los carozos. Rellenar un vaso medidor y reservar el resto en la nevera.

Cortar la parte superior del ananá. Pelar y cortar en rodajas finas. Rellenar un vaso medidor y reservar el resto.

Lavar la espinaca bajo agua fría. Colar y trozar. Dejar a un lado.

Pelar el limón y cortarlo por la mitad. Dejar a un lado.

Combinar las cerezas, ananá, espinaca y limón en una juguera, y pulsar. Transferir a un vaso y añadir el agua.

Agregar hielo picado y servir inmediatamente.

Información nutricional por porción: Kcal: 196, Proteínas: 9.2g, Carbohidratos: 59.3g, Grasas: 1.5g

11. Jugo de Tomate y Perejil

Ingredientes:

2 tomates Roma medianos, en trozos

1 taza de perejil fresco, en trozos

1 alcachofa mediana, en trozos

1 taza de Lechuga romana, en trozos

¼ cucharadita de sal

¼ cucharadita de orégano seco, molido

Preparación:

Lavar los tomates y ponerlos en un tazón. Trozar y reservar el jugo de tomate. Dejar a un lado.

Combinar el perejil y lechuga en un colador grande. Lavar bajo agua fría y colar. Trozar y dejar a un lado.

Lavar la alcachofa y recortar las hojas externas. Trozar y rellenar un vaso medidor. Reservar el resto en la nevera. Dejar a un lado.

Combinar los tomates, perejil, alcachofa y lechuga en una juguera, y pulsar. Transferir a un vaso y añadir la sal y orégano.

Refrigerar 10 minutos antes de servir.

Información nutricional por porción: Kcal: 82, Proteínas: 8.7g, Carbohidratos: 28.3g, Grasas: 1.3g

12.   Jugo de Palta y Remolacha

Ingredientes:

1 taza de palta, en cubos

1 taza de remolachas, en rodajas

1 taza de apio, en trozos pequeños

1 limón entero, sin piel

1 onza de agua

Preparación:

Pelar la palta y cortarla por la mitad. Remover el carozo y cortar en cubos pequeños. Rellenar un vaso medidor y reservar el resto en la nevera. Dejar a un lado.

Lavar las remolachas y recortar las puntas verdes. Pelar y cortar en rodajas finas. Rellenar un vaso medidor y reservar el resto.

Lavar el apio y trozarlo. Rellenar el vaso medidor y reservar el resto en la nevera.

Pelar el limón y cortarlo por la mitad. Dejar a un lado.

Combinar la palta, remolachas, apio y limón en una juguera, y pulsar.

Transferir a un vaso y añadir el agua. Refrigerar 10 minutos antes de servir.

Información nutricional por porción: Kcal: 264, Proteínas: 6.5g, Carbohidratos: 34.2g, Grasas: 22.5g

13. Jugo de Papaya y Naranja

Ingredientes:

1 taza de papaya, en trozos

1 naranja grande, sin piel

1 manzana Granny Smith pequeña, en trozos

1 taza de menta fresca, en trozos

1 cucharada de albahaca fresca, en trozos

Preparación:

Lavar y pelar la papaya. Cortarla por la mitad y remover las semillas. Trozar y rellenar un vaso medidor. Reservar el resto en la nevera.

Pelar la naranja y dividirla en gajos. Cortar cada gajo por la mitad y dejar a un lado.

Lavar la manzana y cortarla por la mitad. Remover el centro y trozar. Dejar a un lado.

Lavar la menta y albahaca bajo agua fría. Colar y trozar. Dejar a un lado.

Combinar la papaya, naranja, manzana, menta y albahaca en una juguera, y pulsar. Transferir a un vaso y añadir hielo.

Servir inmediatamente.

Información nutricional por porción: Kcal: 199, Proteínas: 4.1g, Carbohidratos: 60.1g, Grasas: 1.1g

14. Jugo de Repollo y Calabacín

Ingredientes:

1 taza de repollo morado, en trozos

1 calabacín mediano, en rodajas

1 taza de apio, en trozos

1 taza de pepino, en rodajas

¼ cucharadita de jengibre, molido

¼ cucharadita de cúrcuma, molida

¼ cucharadita de sal

Preparación:

Lavar el repollo morado bajo agua fría. Colar y trozar. Dejar a un lado.

Lavar el calabacín y cortarlo en rodajas finas. Dejar a un lado.

Lavar el apio y trozarlo. Dejar a un lado.

Lavar el pepino y cortarlo en rodajas finas. Rellenar un vaso medidor y reservar el resto.

Combinar el repollo, calabacín, apio y pepino en una juguera, y pulsar. Transferir a un vaso y añadir el jengibre, cúrcuma y sal.

Refrigerar 10 minutos antes de servir.

Información nutricional por porción: Kcal: 62, Proteínas: 4.7g, Carbohidratos: 17.5g, Grasas: 1g

15. Jugo de Frutilla y Calabaza

Ingredientes:

1 taza de frutillas, en trozos

1 taza de zapallo calabaza, en cubos

2 ciruelas enteras, sin carozo y en trozos

1 manzana mediana, en trozos

¼ cucharadita de jengibre, molido

¼ cucharadita de cúrcuma, molida

Preparación:

Lavar las frutillas y remover las hojas. Trozar y rellenar un vaso medidor. Reservar el resto en la nevera. Dejar a un lado.

Pelar el zapallo y cortarlo por la mitad. Remover las semillas y lavar las mitades. Cortar en cubos pequeños y rellenar un vaso medidor. Envolver el resto en film y refrigerar.

Lavar las ciruelas y cortarlas por la mitad. Remover los carozos y trozar. Dejar a un lado.

Lavar la manzana y cortarla por la mitad. Remover el centro y trozar. Dejar a un lado.

Combinar las frutillas, zapallo calabaza, ciruela y manzana en una juguera, y pulsar. Transferir a un vaso y añadir hielo picado.

Servir inmediatamente.

Información nutricional por porción: Kcal: 214, Proteínas: 4.1g, Carbohidratos: 65.2g, Grasas: 1.2g

16.   Jugo de Coliflor y Chirivías

Ingredientes:

1 taza de coliflor, en trozos

1 taza de chirivías, en rodajas

1 zanahoria grande, en rodajas

1 taza de hinojo, recortado y en trozos

1 lima entera, sin piel

Preparación:

Lavar la coliflor y recortar las hojas externas. Trozar y rellenar un vaso medidor. Reservar el resto.

Lavar y pelar las chirivías. Cortar en rodajas finas y rellenar un vaso medidor. Reservar el resto.

Recortar los tallos de hinojo y capas marchitas. Rellenar un vaso medidor y reservar el resto. Dejar a un lado.

Pelar la lima y cortarla por la mitad. Dejar a un lado.

Combinar la coliflor, chirivías, zanahoria, hinojo y lima en una juguera. Pulsar. Transferir a un vaso y refrigerar 10 minutos antes de servir.

Puede añadir cúrcuma o jengibre para más sabor.

Información nutricional por porción: Kcal: 141, Proteínas: 5.6g, Carbohidratos: 46.2g, Grasas: 1.1g

17. Jugo de naranja y Pera

Ingredientes:

1 naranja mediana, sin piel

1 pera mediana, en trozos

1 taza de remolachas, en trozos

1 manzana dorada Deliciosa pequeña, en trozos

¼ cucharadita de canela, molida

¼ cucharadita de jengibre, molido

Preparación:

Pelar la naranja y dividirla en gajos. Cortar cada gajo por la mitad y dejar a un lado.

Lavar la pera y cortarla por la mitad. Remover el centro y trozarlo. Dejar a un lado.

Lavar las remolachas y recortar las puntas verdes. Cortar en rodajas y rellenar el vaso medidor. Reservar el resto.

Lavar la manzana y cortarla por la mitad. Remover el centro y trozar. Dejar a un lado.

Combinar la naranja, pera, remolachas y manzana en una juguera, y pulsar. Transferir a un vaso y añadir la canela y jengibre. Agregar hielo antes de servir.

Información nutricional por porción: Kcal: 234, Proteínas: 4.4g, Carbohidratos: 73.1g, Grasas: 0.8g

18. Jugo de Arándanos y Uvas

Ingredientes:

2 tazas de arándanos

1 taza de uvas negras

1 taza de menta fresca, en trozos

1 banana grande, sin piel

2 cucharadas de leche

¼ cucharadita de canela, molida

Preparación:

Poner los arándanos en un colador. Lavar bajo agua fría y colar. Dejar a un lado.

Lavar las uvas y remover las hojas. Rellenar el vaso medidor y reservar el resto en la nevera. Dejar a un lado.

Lavar la menta bajo agua fría. Colar y trozar. Dejar a un lado.

Combinar los arándanos, uvas, menta y banana en una juguera, y pulsar. Transferir a un vaso y añadir la leche y canela.

Refrigerar 10 minutos antes de servir.

Información nutricional por porción: Kcal: 326, Proteínas: 6.2g, Carbohidratos: 93.4g, Grasas: 2.1g

19. Jugo de Zapallo y Calabaza

Ingredientes:

1 taza de zapallo calabaza, en cubos

1 naranja grande, sin piel

1 zanahoria grande, en rodajas

1 limón entero, sin piel

1 taza de pepino, en rodajas

¼ cucharadita de cúrcuma, molida

Preparación:

Lavar la calabaza y cortar en cubos pequeños. Rellenar un vaso medidor y reservar el resto en la nevera. Dejar a un lado.

Pelar la naranja y dividirla en gajos. Cortar cada gajo por la mitad y dejar a un lado.

Lavar y pelar la zanahoria. Cortar en rodajas finas y dejar a un lado.

Pelar el limón y cortarlo por la mitad. Dejar a un lado.

Lavar el pepino y cortarlo en rodajas finas. Rellenar un vaso medidor y reservar el resto.

Combinar la calabaza, naranja, zanahoria, limón y pepino en una juguera, y pulsar. Transferir a un vaso y añadir la cúrcuma.

Agregar hielo picado y servir inmediatamente.

Información nutricional por porción: Kcal: 127, Proteínas: 4.6g, Carbohidratos: 40.7g, Grasas: 0.9g

20. Jugo de Col Rizada y Remolacha

Ingredientes:

1 taza de col rizada fresca, en trozos

1 taza de remolachas, en rodajas

1 manzana Granny Smith pequeña, en trozos

1 taza de cantalupo, en cubos

¼ cucharadita de jengibre, molido

Preparación:

Lavar la col rizada bajo agua fría. Colar y trozar. Dejar a un lado.

Lavar las remolachas y recortar las puntas verdes. Cortar en rodajas finas y rellenar un vaso medidor. Reservar el resto.

Lavar la manzana y cortarla por la mitad. Remover el centro y trozar. Dejar a un lado.

Cortar el cantalupo por la mitad. Remover las semillas y cortar un gajo grande. Pelar y trozar. Rellenar un vaso medidor y envolver el resto en film. Reservar.

Combinar la col rizada, remolachas, apio y cantalupo en una juguera, y pulsar. Transferir a un vaso y añadir el jengibre.

Agregar hielo y servir inmediatamente.

Información nutricional por porción: Kcal: 181, Proteínas: 7g, Carbohidratos: 51.1g, Grasas: 1.4g

21. Jugo de Kiwi y Menta

Ingredientes:

2 kiwis enteros, sin piel

1 taza de menta fresca, en trozos

1 taza de pepino, en rodajas

1 manzana dorada Deliciosa mediana, en trozos

1 banana grande, sin piel

Preparación:

Pelar los kiwis y cortarlos por la mitad. Dejar a un lado.

Lavar la menta bajo agua fría y colar. Trozar y dejar a un lado.

Lavar el pepino y cortarlo en rodajas finas. Rellenar un vaso medidor y reservar el resto. Dejar a un lado.

Lavar la manzana y cortarla por la mitad. Remover el centro y trozar. Dejar a un lado.

Pelar la banana y cortarla en rodajas finas. Dejar a un lado.

Combinar los kiwis, pepino, manzana y banana en una juguera, y pulsar. Transferir a un vaso y añadir hielo.

Servir inmediatamente.

Información nutricional por porción: Kcal: 272, Proteínas: 4.8g, Carbohidratos: 79.8g, Grasas: 1.7g

22. Jugo de Moras y Mango

Ingredientes:

1 taza de moras

1 taza de mango, en trozos

3 damascos enteros, en trozos

1 taza de espinaca fresca, en trozos

1 lima entera, sin piel

Preparación:

Lavar las moras usando un colador grande. Colar y dejar a un lado.

Pelar el mango y trozarlo. Rellenar un vaso medidor y reservar el resto. Dejar a un lado.

Lavar los damascos y cortarlos por la mitad. Remover los carozos y trozar. Dejar a un lado.

Lavar la espinaca bajo agua fría. Colar y trozar. Dejar a un lado.

Pelar la lima y cortarla por la mitad. Dejar a un lado.

Combinar las moras, mango, damascos, espinaca y lima en una juguera. Pulsar, transferir a un vaso y refrigerar 10 minutos antes de servir.

Información nutricional por porción: Kcal: 201, Proteínas: 11.1g, Carbohidratos: 61.5g, Grasas: 2.6g

23. Jugo de Arándanos Agrios y Pimienta

Ingredientes:

1 taza de arándanos agrios

3 damascos enteros, sin carozo y en trozos

1 manzana dorada Deliciosa pequeña, en trozos

1 taza de cerezas, sin carozo

1 cucharadita de extracto de pimienta

3 cucharadas de agua de coco

Preparación:

Lavar los arándanos agrios usando un colador grande. Colar y dejar a un lado.

Lavar los damascos y cortarlos por la mitad. Remover los carozos y trozar. Dejar a un lado.

Lavar la manzana y cortarla por la mitad. Remover el centro y trozar. Dejar a un lado.

Lavar las cerezas bajo agua fría. Colar y cortarlas por la mitad. Remover los carozos y dejar a un lado.

Combinar los arándanos agrios, damascos, manzana y cerezas en una juguera, y pulsar. Transferir a un vaso y añadir el extracto de pimienta y agua de coco.

Rociar con menta picada para más sabor.

Agregar algunos cubos de hielo y servir inmediatamente.

Información nutricional por porción: Kcal: 216, Proteínas: 3.8g, Carbohidratos: 66.1g, Grasas: 1.1g

24. Jugo de Perejil y Pepino

Ingredientes:

2 tazas de perejil, en trozos

1 pepino entero, en rodajas

1 taza de apio, en trozos

1 puerro entero, en trozos

1 taza de verdes de remolacha, en trozos

¼ cucharadita de polvo de cúrcuma, molido

¼ cucharadita de comino, molido

Preparación:

Combinar el perejil y verdes de remolacha en un colador grande. Lavar bajo agua fría y colar. Trozar y dejar a un lado.

Lavar el pepino y cortarlo en rodajas finas. Dejar a un lado.

Lavar el apio y trozarlo. Rellenar un vaso medidor y reservar el resto en la nevera. Dejar a un lado.

Lavar el puerro y trozarlo. Dejar a un lado.

Combinar el perejil, verdes de remolacha, pepino, apio y puerro en una juguera, y pulsar. Transferir a un vaso y añadir la cúrcuma y comino.

Servir inmediatamente.

Información nutricional por porción: Kcal: 127, Proteínas: 8.4g, Carbohidratos: 35.7g, Grasas: 1.7g

25. Jugo de Melón Dulce y Acelga

Ingredientes:

1 gajo grande de melón dulce, sin piel y en cubos

1 taza de Acelga, en trozos

1 zanahoria grande, sin piel y en rodajas

1 taza de pepino, en rodajas

1 nudo de jengibre pequeño, sin piel

¼ cucharadita de cúrcuma, molida

2 onzas de agua

Preparación:

Cortar el melón por la mitad. Remover las semillas y lavar. Cortar un gajo grande y pelarlo. Cortar en cubos pequeños y dejar a un lado.

Lavar la acelga bajo agua fría. Colar y trozar. Dejar a un lado.

Lavar y pelar la zanahoria. Cortar en rodajas finas y dejar a un lado.

Lavar el pepino y cortarlo en rodajas finas. Rellenar un vaso medidor y reservar el resto. Dejar a un lado.

Pelar el nudo de jengibre y trozarlo. Dejar a un lado.

Combinar el melón, acelga, zanahoria y pepino en una juguera, y pulsar. Transferir a un vaso y añadir la cúrcuma y agua.

Refrigerar 10 minutos antes de servir.

Información nutricional por porción: Kcal: 92, Proteínas: 2.6g, Carbohidratos: 25.7g, Grasas: 0.5g

26. Jugo de Apio y Manzana

Ingredientes:

1 taza de apio, en trozos

1 manzana Granny Smith grande, sin centro y en trozos

1 nudo de jengibre pequeño, sin piel

1 taza de menta fresca, en trozos

¼ cucharadita de miel líquida

1 onza de agua

Preparación:

Lavar el apio y trozarlo. Rellenar un vaso medidor y reservar el resto.

Lavar la manzana y cortarla por la mitad. Remover el centro y trozar. Dejar a un lado.

Pelar el nudo de jengibre y trozar. Dejar a un lado.

Lavar la menta bajo agua fría. Colar y trozar.

Combinar el apio, manzana, jengibre y menta en una juguera, y pulsar. Transferir a un vaso y añadir la miel y agua.

Refrigerar 10 minutos antes de servir.

Información nutricional por porción: Kcal: 121, Proteínas: 2.6g, Carbohidratos: 35.8g, Grasas: 0.8g

27. Jugo de Ciruela y Granada

Ingredientes:

3 ciruelas enteras, sin carozo y en trozos

1 taza de semillas de granada

1 taza de calabaza, en cubos

1 naranja mediana, sin piel

¼ cucharadita de jengibre, molido

1 onza de agua

Preparación:

Lavar las ciruelas y cortarlas por la mitad. Remover los carozos y trozar. Dejar a un lado.

Cortar la parte superior de la granada y deslizar hacia las membranas blancas. Remover las semillas a un vaso medidor y dejar a un lado.

Cortar la parte superior de la calabaza. Cortarla por la mitad y remover las semillas. Cortar un gajo grande y pelarlo. Cortar en cubos y rellenar un vaso medidor. Reservar el resto en la nevera.

Pelar la naranja y dividirla en gajos. Cortar cada gajo por la mitad y dejar a un lado.

Combinar las ciruelas, granada, calabaza y naranja en una juguera. Pulsar, transferir a un vaso, y añadir el jengibre y agua.

Refrigerar 10 minutos antes de servir.

Información nutricional por porción: Kcal: 214, Proteínas: 5.2g, Carbohidratos: 61.8g, Grasas: 1.8g

28. Jugo de Pimiento e Hinojo

Ingredientes:

2 pimientos rojos grandes, sin semillas

1 taza de hinojo, recortado y en trozos

1 taza de espinaca, en trozos

1 taza de pepino, en rodajas

¼ cucharadita de sal

¼ cucharadita de pimienta cayena, molida

Preparación:

Lavar los pimientos y cortarlos por la mitad. Remover la rama y semillas. Trozar y dejar a un lado.

Recortar los tallos de hinojo y capas marchitas. Rellenar un vaso medidor y reservar el resto. Dejar a un lado.

Lavar la espinaca bajo agua fría. Colar y trozar. Rellenar un vaso medidor y reservar el resto en la nevera.

Lavar el pepino y cortarlo en rodajas finas. Rellenar un vaso medidor y reservar el resto.

Combinar los pimientos, hinojo, espinaca y pepino en una juguera, y pulsar. Transferir a un vaso y añadir la sal y pimienta cayena.

Servir frío.

Información nutricional por porción: Kcal: 125, Proteínas: 10.6g, Carbohidratos: 35.65g, Grasas: 2.1g

29. Jugo de Durazno y Manzana

Ingredientes:

1 durazno grande, sin carozo

1 manzana Granny Smith mediana, en trozos

1 limón entero, sin piel

1 taza de mango, en trozos

¼ cucharadita de canela, molida

Preparación:

Lavar el durazno y cortarlo por la mitad. Remover el carozo y trozar. Dejar a un lado.

Lavar la manzana y cortarla por la mitad. Remover el centro y trozarlo. Dejar a un lado.

Pelar el limón y cortarlo por la mitad. Dejar a un lado.

Pelar el mango y trozarlo. Rellenar un vaso medidor y reservar el resto en la nevera. Dejar a un lado.

Combinar el durazno, manzana, limón y mango en una juguera, y pulsar. Transferir a un vaso y añadir la canela.

Agregar hielo picado y servir inmediatamente.

Información nutricional por porción: Kcal: 236, Proteínas: 4.3g, Carbohidratos: 69.5g, Grasas: 1.5g

30. Jugo de Palta y Arándanos

Ingredientes:

1 taza de palta, en cubos

1 taza de arándanos

1 pomelo entero, sin piel

1 manzana roja Deliciosa pequeña, en trozos

1 cucharadita de extracto de pimienta

Preparación:

Pelar la palta y cortarla por la mitad. Remover el carozo y cortar en cubos. Rellenar un vaso medidor y reservar el resto en la nevera.

Poner los arándanos en un colador. Lavar bajo agua fría y colar. Dejar a un lado.

Pelar el pomelo y dividirlo en gajos. Cortar cada gajo por la mitad y dejar a un lado.

Lavar la manzana y cortarla por la mitad. Remover el centro y trozar. Dejar a un lado.

Combinar la palta, arándanos, pomelo y manzana en una juguera, y pulsar. Transferir a un vaso y añadir el extracto de pimienta. Refrigerar 15 minutos antes de servir.

Información nutricional por porción: Kcal: 436, Proteínas: 6.4g, Carbohidratos: 69.5g, Grasas: 23.2g

31.   Jugo de Frutilla y Limón

Ingredientes:

1 taza de frutillas, en trozos

1 limón entero, sin piel

1 banana grande, en trozos

1 taza de ananá, en trozos

1 cucharada de menta fresca, picada

Preparación:

Lavar las frutillas y remover las hojas. Trozar y rellenar un vaso medidor. Reservar el resto en la nevera.

Pelar el limón y cortarlo por la mitad. Dejar a un lado.

Pelar la banana y trozar. Dejar a un lado.

Cortar la parte superior del ananá. Pelarlo y cortarlo en rodajas. Rellenar un vaso medidor y reservar el resto.

Combinar las frutillas, limón, banana y ananá en una juguera. Pulsar. Transferir a un vaso y añadir la menta.

Agregar algunos cubos de hielo y servir inmediatamente.

Información nutricional por porción: Kcal: 224, Proteínas: 4.1g, Carbohidratos: 69.4g, Grasas: 1.3g

32. Jugo de Sandía y Apio

Ingredientes:

1 taza de sandía, en cubos

1 taza de apio, en trozos

1 taza de cerezas, sin carozo

1 nudo de jengibre pequeño, sin piel

1 onza de agua

¼ cucharadita de canela, molida

Preparación:

Cortar la sandía por la mitad. Remover un gajo grande y envolver el resto en film. Cortar el gajo en cubos y remover las semillas. Rellenar un vaso medidor y dejar a un lado.

Lavar el apio y trozarlo. Rellenar el vaso medidor y reservar el resto. Dejar a un lado.

Lavar las cerezas bajo agua fría usando un colador. Colar y cortarlas por la mitad. Remover los carozos y dejar a un lado.

Pelar el nudo de jengibre y trozarlo. Dejar a un lado.

Combinar la sandía, apio, cerezas y nudo de jengibre en una juguera, y pulsar. Transferir a un vaso y añadir el agua y canela. Agregar hielo y servir inmediatamente.

Información nutricional por porción: Kcal: 143, Proteínas: 3.4g, Carbohidratos: 40.2g, Grasas: 0.7g

33. Jugo de Lechuga y Tomate

Ingredientes:

2 tazas de Lechuga romana, en trozos

1 tomate Roma mediano, en trozos

1 taza de verdes de mostaza, en trozos

1 taza de perejil, en trozos

1 pepino entero, en rodajas

¼ cucharadita de cúrcuma, molida

¼ cucharadita de sal

Preparación:

Lavar la lechuga bajo agua fría. Trozar y dejar a un lado.

Lavar el tomate y ponerlo en un tazón pequeño. Trozar y reservar el jugo. Dejar a un lado.

Combinar los verdes de mostaza y perejil en un colador grande. Lavar y colar. Trozar y dejar a un lado.

Lavar el pepino y cortarlo en rodajas finas. Dejar a un lado.

Combinar la lechuga, tomate, verdes de mostaza, perejil y pepino en una juguera, y pulsar. Transferir a un vaso y añadir la cúrcuma, sal y jugo de tomate.

Refrigerar 10 minutos antes de servir.

Información nutricional por porción: Kcal: 85, Proteínas: 7.6g, Carbohidratos: 25.3g, Grasas: 1.6g

34. Jugo de Batata y Alcachofa

Ingredientes:

1 taza de batatas, en cubos

1 alcachofa mediana, en trozos

1 calabacín pequeño, en rodajas

1 lima entera, sin piel

1 zanahoria grande, en rodajas

¼ cucharadita de sal

¼ cucharadita de cúrcuma, molida

Preparación:

Pelar las batatas y cortarlas en cubos pequeños. Poner en una olla profunda y añadir 3 tazas de agua. Hervir y cocinar por 5 minutos. Remover del fuego y colar. Dejar enfriar completamente.

Lavar la alcachofa y recortar las hojas externar. Trozar y rellenar un vaso medidor. Reservar el resto en la nevera.

Pelar el calabacín y cortarlo en rodajas finas. Dejar a un lado.

Pelar la lima y cortarla por la mitad. Dejar a un lado.

Lavar y pelar la zanahoria. Cortar en rodajas finas y dejar a un lado.

Combinar las batatas, alcachofa, calabacín, lima y zanahorias en una juguera, y pulsar. Transferir a un vaso y añadir la sal y cúrcuma.

Refrigerar 10 minutos antes de servir.

Información nutricional por porción: Kcal: 177, Proteínas: 8.6g, Carbohidratos: 54.5g, Grasas: 0.8g

35. Jugo de Cantalupo y Arándanos Agrios

Ingredientes:

1 taza de cantalupo, en cubos

1 taza de arándanos agrios

1 taza de moras

1 manzana dorada Deliciosa pequeña, en trozos

¼ cucharadita de canela, molida

¼ cucharadita de jengibre, molido

Preparación:

Cortar el cantalupo por la mitad. Remover las semillas y cortar un gajo grande. Pelarlo y cortarlo en cubos. Rellenar un vaso medidor y envolver el resto en film. Refrigerar.

Combinar los arándanos y moras en un colador grande. Lavar bajo agua fría y colar. Dejar a un lado.

Lavar la manzana y cortarla por la mitad. Remover el centro y trozar. Dejar a un lado.

Combinar el cantalupo, arándanos agrios, moras y manzana en una juguera, y pulsar. Transferir a un vaso y añadir la canela y jengibre.

Agregar hielo picado y servir inmediatamente.

Información nutricional por porción: Kcal: 169, Proteínas: 4.1g, Carbohidratos: 56.3g, Grasas: 1.3g

36. Jugo de Damascos y Miel

Ingredientes:

1 taza de damascos, sin carozo y por la mitad

1 cucharada de miel líquida

1 manzana Granny Smith pequeña, en trozos

1 pera pequeña, en trozos

1 limón entero, sin piel y por la mitad

1 taza de menta fresca, en trozos

Preparación:

Lavar los damascos y cortarlos por la mitad. Remover los carozos y rellenar un vaso medidor. Reservar el resto en la nevera.

Lavar la manzana y cortarla por la mitad. Remover el centro y trozarlo. Dejar a un lado.

Lavar la pera y cortarla por la mitad. Remover el centro y trozar. Dejar a un lado.

Pelar el limón y cortarlo por la mitad. Dejar a un lado.

Lavar la menta bajo agua fría. Colar y trozar. Dejar a un lado.

Combinar los damascos, manzana, pera, limón y menta en una juguera, y pulsar. Transferir a un vaso y añadir hielo antes de servir.

Información nutricional por porción: Kcal: 217, Proteínas: 4.9g, Carbohidratos: 68.5g, Grasas: 1.5g

37. Jugo de Hinojo y Espinaca

Ingredientes:

1 taza de hinojo, en trozos

1 taza de espinaca, en trozos

1 taza de brócoli, en trozos

1 limón entero, sin piel

1 lima entera, sin piel

¼ cucharadita de jengibre, molido

Preparación:

Recortar los tallos de hinojo y capas marchitas. Rellenar un vaso medidor y reservar el resto. Dejar a un lado.

Lavar la espinaca bajo agua fría y colar. Trozar y dejar a un lado.

Lavar el brócoli y recortar las hojas externas. Trozar y rellenar un vaso medidor. Reservar el resto en la nevera.

Pelar el limón y lima. Cortarlo por la mitad. Dejar a un lado.

Combinar el hinojo, espinaca, brócoli, limón y lima en una juguera. Pulsar.

Transferir a un vaso y añadir el jengibre.

Agregar hielo picado y servir inmediatamente.

Información nutricional por porción: Kcal: 86, Proteínas: 10.5g, Carbohidratos: 29.1g, Grasas: 1.5g

38.   Jugo de Arándanos y Vainilla

Ingredientes:

2 tazas de arándanos

1 gajo grande de melón dulce

1 manzana Granny Smith pequeña, en trozos

1 onza de agua de coco

1 cucharadita de extracto de vainilla

1 cucharada de menta, picada

Preparación:

Poner los arándanos en un colador grande. Lavar bajo agua fría y colar. Dejar a un lado.

Cortar el melón por la mitad. Remover las semillas y lavar. Cortar un gajo grande y pelarlo. Cortar en cubos pequeños y dejar a un lado.

Lavar la manzana y cortarla por la mitad. Remover el centro y trozar. Dejar a un lado.

Combinar los arándanos, melón dulce y manzana en una juguera. Pulsar.

Transferir a un vaso y añadir el agua de coco, extracto de vainilla y menta. Agregar hielo picado y servir inmediatamente.

Información nutricional por porción: Kcal: 263, Proteínas: 3.7g, Carbohidratos: 77.1g, Grasas: 1.5g

39. Jugo de Zanahoria y Lima

Ingredientes:

1 zanahoria grande, en rodajas

1 lima entera, sin piel

1 taza de mango, en trozos

1 banana grande, en rodajas

1 manzana dorada Deliciosa pequeña, en trozos

¼ cucharadita de canela, molida

Preparación:

Lavar y pelar la zanahoria. Cortar en rodajas finas y dejar a un lado.

Pelar la lima y cortarla por la mitad. Dejar a un lado.

Pelar el mango y trozarlo. Rellenar un vaso medidor y reservar el resto en la nevera. Dejar a un lado.

Pelar la banana y cortarla en rodajas. Dejar a un lado.

Lavar la manzana y cortarla por la mitad. Remover el centro y trozar. Dejar a un lado.

Combinar la zanahoria, lima, mango, banana y manzana en una juguera, y pulsar. Transferir a un vaso y añadir la canela.

Agregar hielo y servir inmediatamente.

Información nutricional por porción: Kcal: 290, Proteínas: 4.1g, Carbohidratos: 83.9g, Grasas: 1.5g

OTROS TITULOS DE ESTE AUTOR

70 Recetas De Comidas Efectivas Para Prevenir Y Resolver Sus Problemas De Sobrepeso: Queme Calorías Rápido Usando Dietas Apropiadas y Nutrición Inteligente

Por

Joe Correa CSN

48 Recetas De Comidas Para Eliminar El Acné: ¡El Camino Rápido y Natural Para Reparar Sus Problemas de Acné En 10 Días O Menos!

Por

Joe Correa CSN

41 Recetas De Comidas Para Prevenir el Alzheimer: ¡Reduzca El Riesgo de Contraer La Enfermedad de Alzheimer De Forma Natural!

Por

Joe Correa CSN

70 Recetas De Comidas Efectivas Para El Cáncer De Mama: Prevenga Y Combata El Cáncer De Mama Con una Nutrición Inteligente y Alimentos Poderosos

Por

Joe Correa CSN

www.ingramcontent.com/pod-product-compliance
Lightning Source LLC
Chambersburg PA
CBHW030301030426
42336CB00009B/475